BEI GRIN MACHT SICH IHR WISSEN BEZAHLT

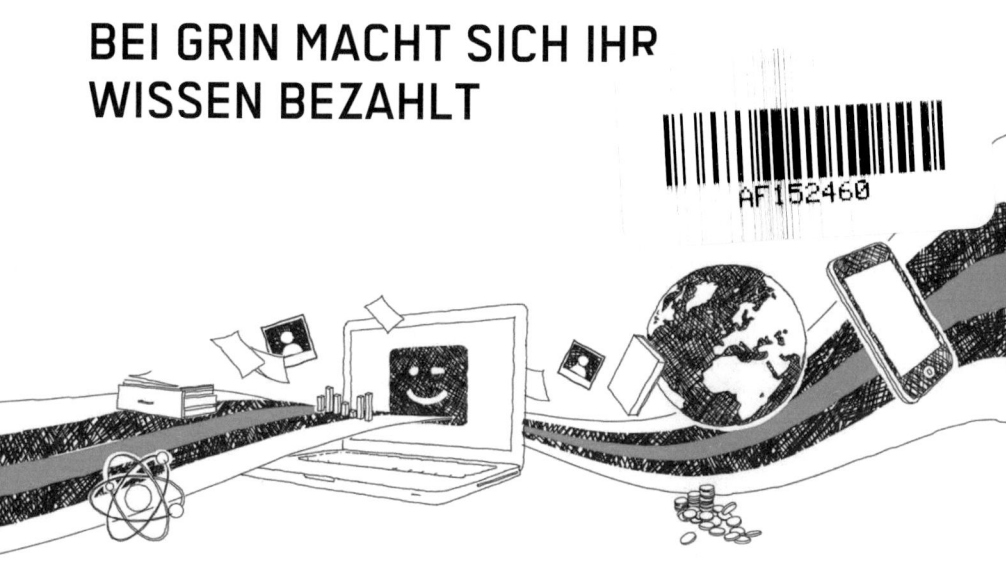

AF152460

- Wir veröffentlichen Ihre Hausarbeit,
  Bachelor- und Masterarbeit

- Ihr eigenes eBook und Buch -
  weltweit in allen wichtigen Shops

- Verdienen Sie an jedem Verkauf

Jetzt bei www.GRIN.com hochladen
und kostenlos publizieren

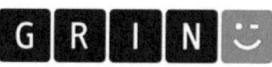

Christian Matysik

„…Und wenn ich kurz vorm Herzinfarkt bin, werden mir die Ärzte schon helfen…"

Über Gerechtigkeit im Gesundheitswesen bei Menschen mit riskantem Gesundheitsverhalten am Beispiel des Rauchens

GRIN Verlag

Bibliografische Information der Deutschen Nationalbibliothek:

Die Deutsche Bibliothek verzeichnet diese Publikation in der Deutschen National-
bibliografie; detaillierte bibliografische Daten sind im Internet über http://dnb.d-
nb.de/ abrufbar.

Impressum:

Copyright © 2012 GRIN Verlag GmbH
Druck und Bindung: Books on Demand GmbH, Norderstedt Germany
ISBN: 978-3-656-26570-2

Dieses Buch bei GRIN:

http://www.grin.com/de/e-book/200295/und-wenn-ich-kurz-vorm-herzinfarkt-bin-
werden-mir-die-aerzte-schon-helfen

ESSAY

„…Und wenn ich kurz vorm Herzinfarkt bin, werden mir die Ärzte schon helfen…" - über Gerechtigkeit im Gesundheitswesen bei Menschen mit riskantem Gesundheitsverhalten am Beispiel des Rauchens

Verfasser:

Christian Matysik

Eine Zigarette zu rauchen gibt den Händen etwas zu sein, wirkt anregend, senkt die Appetitschwelle, erleichtert es in Interaktion mit anderen zu treten. Vermutlich gerade die entspannende Wirkung, die somit zum Stressabbau beiträgt, macht das Paffen heute für knapp ein Drittel der über 15-jährigen Bevölkerung Deutschlands derart lohnenswert. Viele Menschen versuchen Belastungen durch den Griff zur Zigarette zu bewältigen. Vor den 1940er Jahren empfahlen Ärzte ihren Patienten aus Entspannungsgründen sogar das Rauchen (vgl. Schwarzer 2004: 309f.).

Allerdings wandelte sich das Bild der Zigarette nach den ersten empirischen Studien über die negativen Gesundheitsauswirkungen des dauerhaften Konsums. Heute gilt das Inhalieren von Tabakrauch als die größte indirekte und vermeidbare Todesursache (vgl. ebd.: 105f.). Unter anderem sind Krebs, Herzinfarkt, Schlaganfall und chronische Atemwegserkrankungen in ihrer Häufigkeit vermehrt bei Rauchern als bei Nichtrauchern vorzufinden. Dadurch ist in vielen Fällen mit einer Verkürzung der Lebenszeit zu rechnen.

Dieses Wissen ist bis zur heutigen Zeit in alle Bildungsschichten vorgedrungen. Ist das Wissen aber auch bis in das Bewusstsein der Menschen vorgedrungen? Obwohl die Zahl der Raucher rückläufig ist, bemühen sich gerade Jugendliche - trotz der unangenehmen Wirkungen des erstmaligen Rauchens - dieses schädigende Gesundheitsverhalten „zu erlernen" und führen ihren Körper in die Gewöhnung und zur Abhängigkeit (vgl. Hackauf, Winzen 2004: 118ff. und Lampert, Richter 2006: 199ff.).

Winston Churchill formulierte, meiner Meinung nach sehr passend: „Ein leidenschaftlicher Raucher, der immer von der Gefahr des Rauchens für die Gesundheit liest, hört in den meisten Fällen auf – zu lesen". Sehen somit Raucher, aufgrund ihrer Abhängigkeit, ihre Gesundheit nicht als „höchstes Gut" an? Des Weiteren stellen sich mir in diesem Zusammenhang folgende Fragen: Hat jeder ein Recht auf Gesundheit? Wenn jeder ein Recht darauf hat, besitzt dann jeder auch eine Gesundheitspflicht? Kommen Raucher ihren Gesundheitspflichten demnach nicht nach und sind deshalb selbst für ihre [wahrscheinlich] nachfolgenden Erkrankungen verantwortlich? Sollten Raucher deshalb Zusatzabgaben in das nach solidarischen Prinzipien organisierte deutsche Gesundheitssystem leisten? Sollen sie ganz vom System der gesetzlichen Krankenkassen ausgeschlossen werden und jede in Anspruch genommene ärztliche Maßnahme, die auf ihr Rauchen zurückgeführt wird, selbst zahlen? All diese Fragen bedürfen des medizin-ethischen Diskurses, welcher im Zentrum dieses Essays steht.

Die Raucherquote in Abhängigkeit der gesellschaftlichen Schicht ist bisher häufig untersucht worden. Als Ergebnis kam wurde stets deutlich, dass die Wahrscheinlichkeit der physischen und psychischen Nikotinabhängigkeit umso höher ist, je niedriger Bildungsstand und Einkommen der Menschen ist (vgl. Schwarzer 2005: 311f.). Die Ursachen für diesen Befund sind dabei vielseitig. Der Psychologe Schwarzer betont in diesem Zusammenhang, dass das Rauchen aber immer individuelles Verhalten mit situativen und persönlichen Einflussgrößen ist (vgl. ebd. 312ff.) .

Da der Ausstieg aus der Abhängigkeit, aufgrund des hohen Suchtpotentials, schlecht gelingt, gilt die Verhinderung des Einstiegs in das Rauchen als oberes Präventionsziel (vgl. Maschewski-Schneider 2010: 31.e1). Das Gesundheitsziel „Tabakkonsum reduzieren" umfasst des Weiteren folgende Zielbereiche: Tabaksteuererhöhungen, vollständiges Verbot von Tabakwerbung, Schutz vor Passivrauchen, Förderung des Ausstiegs aus der Tabakabhängigkeit (vgl. ebd.: 31.e1).

Schwarzer nimmt in diesem Zusammenhang an, dass unter allen Maßnahmen zur Gesundheitsförderung, die Verringerung des Einstiegs in das Rauchen die effektivste Einzelmaßnahme darstellt und deshalb immer wieder wirksamere Maßnahmen zur Tabakkontrolle gefordert werden (vgl. Schwarzer 323ff.). Ist eine Präventionsstrategie gegen das Rauchen nicht unserer aller Verantwortung gegenüber der jungen Generation? Greift man damit zu sehr in die Autonomie der Person ein? Führt gerade das staatliche Eingreifen in diese individuellen Angelegenheiten dazu, dass die Chancen zum gesunden Leben für den Einzelnen verbessert werden? Würde man nicht dadurch gerade den Benachteiligten eine vom sozialen Rang unabhängige Gesundheitsbiografie erst ermöglichen?

Auf der anderen Seite ist unsere moderne Gesellschaft durch eine steigende Lebenserwartung gekennzeichnet. Hense fragt in diesem Zusammenhang, ob deshalb überhaupt Anlass für derartige Zwangsmaßnahmen zur Sicherung der Gesundheit besteht (vgl. Hense 2007: 301f.)? Sollten wir nicht lieber einige Jahre besonders - auch mit gesundheitsschädigendem Verhalten – genießen, anstatt krampfhaft zu versuchen möglichst alt (und dabei unglücklich?) zu werden?

Überhaupt gab es in der Diskussion um Gesundheit einen Paradigmenwechsel. Bei der WHO-Konferenz von Alma-Ata 1978 hieß es damals noch: „Health for All – by the Year 2000". Hieraus resultiert besonders das Recht auf Gesundheit. Auch in der Verfassung findet man ein individuelles Selbstbestimmungsrecht über die leibliche Integrität. Eine Pflicht zur Gesundheit ist darin jedoch nicht verankert. Hense bemerkt dabei, dass der Inhaber eines subjektiven Rechts nicht zugleich Pflichtensubjekt im Blick auf das gleiche Schutzgebiet sein kann (vgl. ebd. 2007: 301).

Ist damit auch gemeint, dass ein jeder auch ein Recht auf Krankheit hat? Damit wäre eine Pflicht zur Gesundheit weiterhin auszuschließen. Auf der anderen Seite darf das Selbstbestimmungsrecht im Interesse anderer legitimierter Gemeinwohlbelange eingeschränkt werden (vgl. Höfling 2009: 287f.). Liegt die individuelle Gesundheit im Bereich des Gemeinwohls? Erfordern somit der Schutz der Rechte anderer bzw. die Erfordernisse des Gemeinwohls eine individuelle Gesundheitspflicht? Kann somit die Entscheidungsautonomie des Einzelnen beschnitten werden? Verliert dadurch etwa sogar die Gesundheitspflicht den Charakter einer Privatangelegenheit? Ist somit Gesundheit ein öffentliches Gut, das um seiner selbst Willen zu schützen ist? Kann somit verhindert werden, dass sich soziale Unterschiede auf den Gesundheitszustand auswirken?

Das Solidarprinzip des Gesundheitswesens steckt schon länger in der Finanzkrise. Es sind nach Vermeulen somit gerechte Entscheidungsfindungsprozesse nötig, um solidarisch finanzierte Gesundheitsleistungen zu legitimieren (vgl. Vermeulen 2005: 55). Eine maximalistische Gesundheitsversorgung zu Lasten von drohenden Beeinträchtigungen anderer Sozialleistungen ist dabei nicht erstrebenswert. Der Jurist Dederer argumentiert hierzu, dass Gesundheit ein Gemeinschaftsgut von hohem Rang ist, es aber auf eine umfangreiche Gesundheitsversorgung für den Einzelnen kein durch die Verfassung begründeter Rechtsanspruch existiert (vgl. ebd.: 55f.). Gewährt die Verfassung dabei nur ein gesundheitliches Existenzminimum?

Es gilt einen „gesunden" Mittelweg im Versorgungssystem zu finden. Dabei muss zwischen der ungleichen Verteilung, die ein freier Markt schaffen würde, und der uneffizienten Verteilung durch ein staatlich organisiertes System vermittelt werden (vgl. ebd.: 56). Dabei wird nach Wolfram Höfling die klassisch-normative Leitidee der ärztlichen Hilfe zunehmend durch den Leitbegriff der präferenz-orientierten Dienstleistung abgelöst (vgl. Höfling 2009: 288). Ist es somit nicht mehr vertretbar, dass verpflichtende Maßnahmen zur Prävention chronischer Krankheiten eingeführt werden? Stellt dies eine unangemessene Einschränkung der individuellen Freiheit dar? Kommt dieses Denken daher, dass viele chronische Erkrankungen als normal, regelhaft und schicksalhaft in ihrem Auftreten angesehen werden?

Es ist zu beachten, dass viele chronische Erkrankungen aus riskantem Gesundheitsverhalten resultieren. Beispielsweise hätten laut Schätzungen Schwarzers

90 Prozent der an Lungenkrebs Erkrankten diese Krankheit nie bekommen, wenn sie nie geraucht hätten (vgl. Schwarzer 2004: 105). Sollen somit diejenigen, die ein tadelloses Gesundheitsverhalten gewählt haben, finanziell für die „rücksichtslose Bevölkerung" aufkommen? Ist das gerecht? Sollen diejenigen, die sich vernünftig verhalten und Einschränkungen ihrer Lebensmöglichkeiten in Kauf nehmen, die Last tragen, dass andere es nicht tun?

Auf der anderen Seite sind menschliche Verhaltensweisen nicht immer freiwillig gewählt, sodass es kein simpler Entschluss ist, davon abzulassen. Patzig bemerkt dabei, dass viele Lebensgewohnheiten – dazu ist riskantes Gesundheitsverhalten zu zählen - nicht eine Krankheit an sich darstellen, sondern schon selbst Symptome einer psychischen Erkrankung seien (vgl. Patzig 1993: 81). Ist somit beispielsweise ein Mensch mit posttraumatischer Belastungsstörung, der infolge eines einschneidenden Ereignisses zur Psychostimulanz Nikotin gegriffen hat, als „rücksichtsloser Bürger" einzustufen, da seine Folgeerkrankungen aus den solidarisch finanzierten Mitteln des gesetzlichen Gesundheitssystems finanziert werden? Wo ist die Trennung zu ziehen? Wer hat den Freiheitsgrad sein Leben überhaupt gesund führen zu können? Und selbst wenn das Können vorhanden ist, wird ein Können in diesem Zusammenhang gleichzeitig ein Wollen, welches zwingend in eine Handlung überführt wird? Hat ein jeder dabei nicht das Recht auf eine freie Prioritätenwahl bezüglich seines Lebens? Besteht die Verantwortung wenn schon nicht sich selbst gegenüber, dann wenigstens gegenüber anderen bzw. dem Gemeinwohl gesundheitsbewusst zu verhalten? Existiert gar eine staatliche Legitimation für Zwangsmaßnahmen, da der Einzelne gar nicht in der Lage ist, sich gemeinwohlorientiert zu verhalten?

Die Risikowahrnehmung bezüglich der Gesundheitsgefahren des Rauchens sind in der Bevölkerung zwar vorhanden, doch die Einschätzung des persönlichen Risikos Folgeerkrankungen zu erleiden, schätzen viele Menschen laut dem Psychologen Schwarzer als unrealistisch niedrig ein (vgl. Schwarzer 2004: 323). Zudem sehen sie geringe Erfolgsaussichten für ihre eigene Entwöhnung und äußern, dass Gesundheit und Krankheit in diesem Zusammenhang eher zufällig in der Bevölkerung verteilt sind (vgl. ebd.: 323). Die Risikowahrnehmung beim Autofahren ist laut Hense höher, sodass das Anschnallen als „akzeptierte Zwangsmaßnahme" gilt (vgl. Hense 2007: 302f.) . Woher kommt es, dass eine solche Zwangsmaßnahme toleriert wird? Liegt es daran, dass die gesundheitlichen Folgen eines Unfalls für den Einzelnen sofort ersichtlich sind? Beim Rauchen dagegen dauert es in der Regel Jahrzehnte, bis sich ernste Schädigungen einstellen. Besitzen viele Menschen diese prospektive Verantwortung für sich selbst gar nicht? Wie würden sie dann reagieren, wenn Zwangsmaßnahmen beim Rauchen eingeführt werden? Werden verpflichtende Maßnahmen zum Wohle des präventiven Gedankens als unangemessene Einschränkungen der individuellen Freiheit wahrgenommen? Stellt die Tabaksteuer bereits eine derartige Zwangsmaßnahme dar? Viele Raucher beschweren sich über die, ihrer Meinung nach, hohen Zigarettenpreise. Die Kosten, die ein schädlicher Zigarettengebrauch auslösen kann, sind dagegen - auch wenn nur monetär betrachtet - um ein Vielfaches höher, als der Raucher jemals für Zigaretten ausgegeben hat. Sollte deshalb die Tabaksteuer verhältnismäßig hoch gewählt werden? Steigt mit der Anhebung der Zigarettenpreise dann gleichzeitig die Risikowahrnehmung der Bevölkerung bezüglich der Schäden des Rauchens? Und wäre es nicht umso fairer, wenn die Einnahmen der Tabaksteuer ausschließlich dafür verwendet werden die Gesundheitsschäden, die auf das Rauchen zurückgeführt werden können, zu finanzieren? Damit würden die Krankheitskosten und die gesellschaftlichen Kosten des Rauchens von den Verursachern selbst getragen werden (vgl. Klever-Deichert, Plampert 2007: 19.e1). Wäre damit der „Missbrauch des Solidargedankens", den die Raucher an den Tag legen, zwar weiterhin moralisch fragwürdig, aber wenigstens finanziert?

In unserer modernen Gesellschaft haben sich komplexe Lebensstile herausgebildet. Das Rauchen stellt einen Faktor für die Beteiligung an anderen riskanten gesundheitsrelevanten Verhaltensweisen dar, ist jedoch nicht als alleiniger „Sündenbock" anzusehen. Eine Isolierung welche Krankheit nun mit absoluter Sicherheit auf das Rauchen zurückgeführt werden kann, ist somit nahezu unmöglich (vgl. Schwarzer 2004: 105ff.). Das kausale Zurückführen ist durch die multifaktoriellen Krankheitsgenesen somit ausgeschlossen. Zugleich betont Schwarzer den Synergismus von Risikofaktoren: das Risiko einer Erkrankung ist bei mehreren gesundheitsschädlichen Verhaltensweisen als mathematisches Produkt und nicht als Summe der einzelnen Faktoren anzusehen (vgl. ebd: 28ff.). Sollen Betroffene Risikozuschläge oder Ähnliches zahlen? Warum soll die Solidargemeinschaft für besonders risikoreiche Handlungen ihrer Mitglieder aufkommen? Wäre somit eine private Zusatzversicherung vertretbar (vgl. Depenheuer 2009: 137)? Anderseits fragt sich Hense, ob man ein Verhalten bestrafen kann, „nur" weil man krank geworden ist und sich viele Gesunde auch schuldig gemacht haben (vgl. Hense 2007: 303f.)? Aber ist deshalb gleich ein Malus-Konzept bezüglich des Gesundheitsverhaltens nicht annehmbar? Selbst wenn ein Raucher nicht erkrankt, so nimmt er doch das erhöhte Risiko auf Herz-, Gefäßerkrankungen und Co. in Kauf. Es steht fest, dass die Lebenserwartung bei Rauchern herabgesetzt ist. Sind somit die erhöhten Kosten für die ohnehin bei Rauchern reduzierte Gesundheit mit den potenziell wenigeren Lebensjahren abgegolten, da der frühere Eintritt des Todes ja sowieso häufig außerhalb des erwerbsfähigen Lebens liegt? Damit würden Renten eingespart. Könnte ein Bonussystem der gerechten Finanzierung dienen? Im Krankheitsfall wird laut Hense ein therapiegerechtes Verhalten belohnt (vgl. ebd.: 304). Auf präventiver Ebene finden sich dabei weniger geeignete Ansätze. Warum sollte nicht auch Prävention [besser] prämiert werden? Ist es für den Einzelnen kein Anreiz eine Be- bzw. Vergünstigung oder eine bessere Behandlung zu erhalten, indem er Risikoverhaltensweisen bezüglich der Gesundheit weitgehend vermeidet? Mit derartigen Stimuli könnte es meiner Meinung nach gelingen mehr Jugendliche vom Rauchen fernzuhalten; aber gleichzeitig stellt sich mir die Frage, ob dann genau jene Jugendlichen nicht mit dem Rauchen beginnen würden, die sowieso nach kurzer Zeit wieder von selbst aufgehört hätten? Könnten auch die Gesundheitsnihilisten - vorrangig aus unteren sozialen Schichten - von derartigen Maßnahmen profitieren (vgl. Hackauf, Winzen 2004: 118ff.)?

Eine radikale Möglichkeit Menschen mit riskantem Gesundheitsverhalten zu sanktionieren, wäre ein völliger Leistungsausschluss aus der Krankenkasse. Denn wer raucht, vernachlässigt seine Gesundheitspflicht und handelt deshalb nicht eigenverantwortlich. Durch solche Lebensweisen würde man sich vom System der Verteilung solidarisch-finanzierter Mittel des Gesundheitssystems verabschieden (vgl. Depenheuer 2009: 129f.). Hier findet sich aber sofort das Argument, dass der Ausschluss dahingehend ungerecht ist, da geächtete Verhaltensweisen und deren Behandlung demjenigen weiterhin möglich sind, der die nötigen Geldquellen dafür hat (vgl ebd.: 129f.). . Somit ist diese Möglichkeit aus sozial-ethischen Gründen nicht vertretbar.

Die angedeutete Diskussion verdeutlicht, dass es in Zukunft meiner Meinung nach einen Paradigmenwechsel in der gesetzlichen Krankenversicherung geben muss, um eine einigermaßen gerechte und qualitativ hochwertige Krankenversicherung zu gewährleisten. Der Anteil an alten, chronisch kranken Menschen wird immer weiter steigen. Im Gegensatz dazu nimmt die Zahl der in das Gesundheitssystem einzahlenden Bevölkerung in Zukunft ab. Die Gesundheitsbildung muss fortwährend einen hohen

Stellenwert haben, wenn nicht sogar ausgebaut werden. Ebenso sollten Gesundheitsaufklärung und Gesundheitsberatung einen höheren Stellenwert erlangen (vgl. Schwarzer 2004: 340ff.). Der Fokus sollte in Zukunft auf Gesundheitsförderung und Prävention, statt nur auf Therapie liegen. Anders gesprochen: Bei einem Auto mit niedrigem Motorölstand füllt man dieses nach und wartet nicht auf den Schaden, um anschließend den Motor auszutauschen. Das Gesundheitsbewusstsein und die Motivation zu diesem Verhalten gilt es in der Bevölkerung zu stärken. Schon Immanuel Kant äußerte, dass die Vorsorge für die eigene Gesundheit eine moralische Pflicht darstellt. Günther Patzig argumentiert, auf ihn Bezug nehmend, dass diese Pflicht nicht für sich selbst, sondern als Pflicht gegenüber anderen anzusehen ist (vgl. Patzig 1993: 75). Jeder Einzelne sollte sich dabei als Mitwirkender an der Gemeinschaftsaufgabe „Gesundheit fördern und erhalten" sehen. Anstelle eines Malus-Konzeptes sehe ich ein Bonus-Konzept für gesundheitskonformes Verhalten als geeignet an. Es müssen Indikatoren gefunden werden, die dieses gesundheitsbewusste Verhalten untermauern und somit von Fachkräften eingeschätzt werden können. Die Kontrolle des Zigarettenkonsums sollte dabei eine zentrale Rolle einnehmen.

Jeder könnte selbst entscheiden, ob er diesen Gesundheitsbonus wahrnimmt oder ob die ihm zustehende Begünstigung in den großen Gesundheitstopf geworfen wird, um besonders denjenigen Leistungen zu ermöglichen, welche nicht in der Lage sind für ein derart gesundheitsbewusstes Verhalten eigenständig zu sorgen. Unterstützen würde dies eine staatliche Subventionskultur, die beispielsweise in Bezug auf Ernährung, gesundheitsförderliche Waren erschwinglicher macht. Finanzieren könnte man dies mit Zusatzabgaben auf gesundheitsschädigende Nahrungsmittel. Dadurch könnten sich erst recht Menschen aus benachteiligten Einkommensschichten (nur?) ein gesundheitsförderliches Verhalten leisten. In diesem Zusammenhang gilt es, eine gesundheitskonforme Lebensführung zum Erhalt des Bonus zu überprüfen, ohne ein Nachweis- oder ein Kontrollregime aufzubauen. Einen derart hohen grundrechtlichen Preis zu zahlen, wäre inakzeptabel (vgl. Höfling 2009: 286ff.). Im Bezug auf das Tabakrauchen würde, durch das gestiegene Gesundheitsbewusstsein in der Bevölkerung, somit der gesellschaftliche Druck auf die Raucher weiter steigen und einige Raucher dazu bewegen, den Glimmstängeln den Rücken zuzukehren. Zudem wäre der weiter steigende Preis für Zigaretten, Zigarren und Co. ein ausschlaggebender Punkt, dass die Kosten den Nutzen für den Einzelnen einfach übersteigen. In Raucherentwöhnungsprojekte ist zu investieren (vgl. Schwarzer 2004: 323ff.) .

In diesem Ausmaß sehe ich es als gerechtfertigt an, dass der einzelne Bürger an ihn selbst gefährdenden Handlungsweisen gehindert wird bzw. einen hohen individuellen Preis zahlen müsste. Allerdings würden diese Maßnahmen bei einem höheren Gesundheitsbewusstsein der Bevölkerung gar nicht mehr als einschneidend, sondern als korrekt angesehen werden. Dadurch können wir dem Gesundheitsziel „Tabakkonsum reduzieren" ein großes Stück näher kommen, was meiner Meinung nach einen sozialen Gesamtnutzen von hohem Ausmaß bedeutet, von dem wir letztendlich alle profitieren.

Literaturverzeichnis

- Depenheuer, Otto, 2009: Solidarität im Verfassungsstaat. Grundlegung einer
  normativen Theorie der Verteilung. Norderstedt.

- Hackauf, Horst / Winzen, Gerda, 2004: Gesundheit und soziale Lage von jungen
  Menschen in Europa. Wiesbaden.

- Hense, Hans-Werner, 2007: Pflicht zur Erhaltung und Förderung der Gesundheit...?;
  in: Zeitschrift für ärztliche Fortbildung und Qualität im Gesundheitswesen 101 (2007):
  300-306.

- Höfling, Wolfram, 2009: Recht auf Selbstbestimmung versus Pflicht zur Gesundheit,
  in: Zeitschrift für Evidenz, Fortbildung und Qualität im Gesundheitswesen 103 (2009):
  286-292.

- Klever-Deichert, Gabriele / Plamper, Evelyn, 2007: Tabakkontrolle zwischen
  Ökonomie und Ethik, in: Public Health Forum 15, Heft 54 (2007): 19.e1-19.e3.

- Lampert, Thomas / Richter, Matthias, 2006: Gesundheitliche Ungleichheit bei
  Kindern und Jugendlichen, in: Richter, Matthias / Hurrelmann, Klaus. (Hrsg.),
  Gesundheitliche Ungleichheit. Grundlagen, Probleme, Perspektiven. Wiesbaden.

- Maschewsky-Schneider, Ulrike, 2010: Prävention von Tabakkonsum und
  Tabakabhängigkeit, in: Public Health Forum 18, Heft 67 (2010): 31.e1-31.e3.

- Patzig, Günther, 1993: Gesammelte Schriften 2. Aufsätze zur antiken Philosophie.
  Göttingen.

- Schwarzer, Ralf, 2004: Psychologie des Gesundheitsverhaltens. Einführung in die
  Gesundheitspsychologie. Göttingen.

- Vermeulen, Verena, 2005: Gesundheit – Unser höchstes Gut?, in: Ethik in der Medizin
  1/2005: 55f.

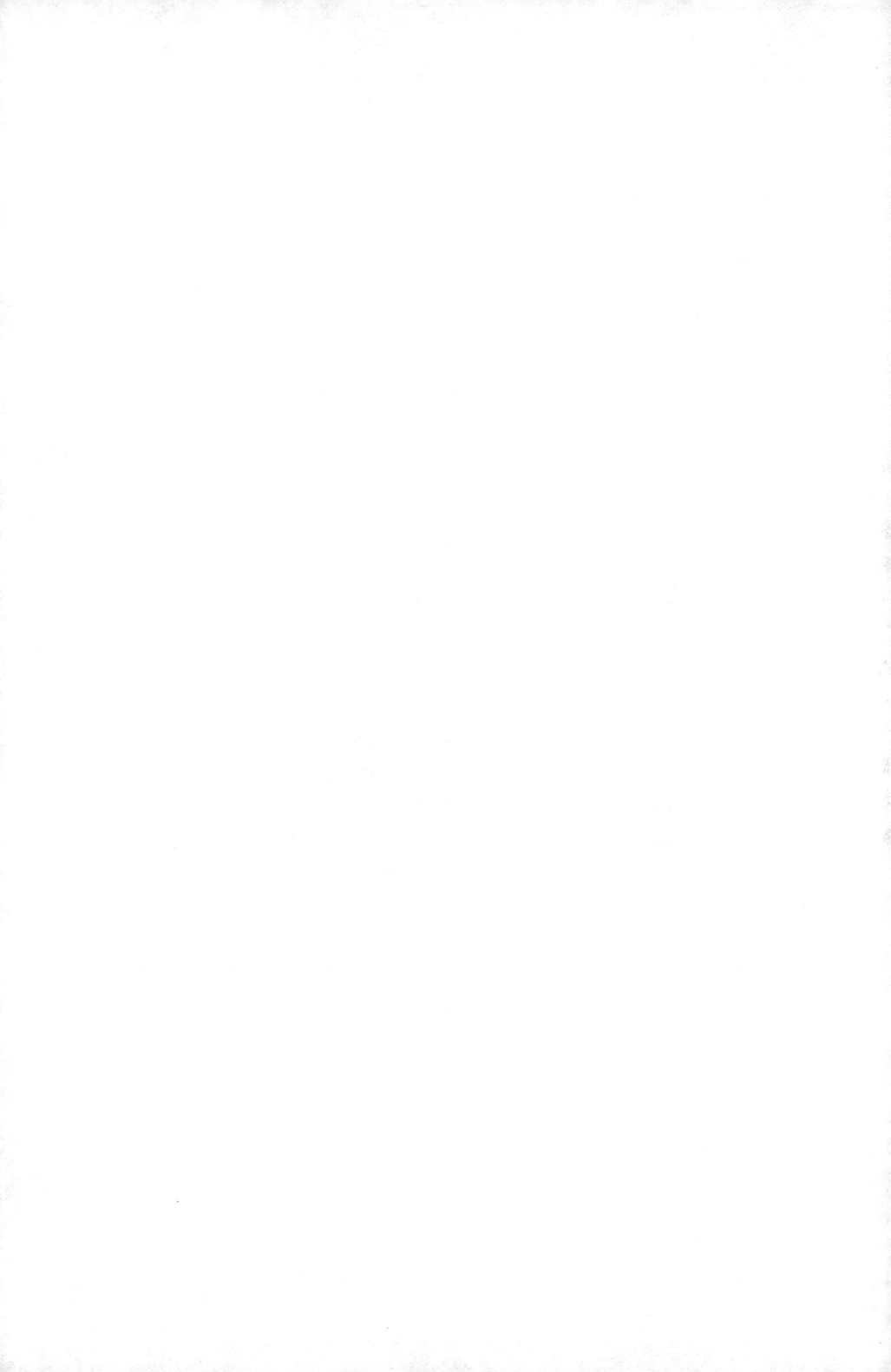